Régime intestinal En français/ Intestinal diet In French

Charlie Mason

Table des matières

difficultés ou des dommages qui pourraient leur arriver après avoir pris les informations décrites ici.

En plus, les informations contenues dans les pages ont des raisons informatives uniquement et doivent donc être considérées comme universelles. Les informations présentées sont sans assurance quant à leur validité continue ou à leur qualité provisoire. Les marques de commerce mentionnées sont faites sans autorisation écrite et ne peuvent en aucun cas être considérées comme une approbation du titulaire de la marque

Introduction

Félicitations pour votre achat du régime intestinal complet et merci de l'avoir fait.

Vous êtes-vous déjà demandé pourquoi votre instinct n'est pas toujours aussi génial? Ou peut-être ressentez-vous des symptômes de ballonnements, d'inflammation ou même d'intestins irritables. Si cela vous ressemble, alors vous avez de la chance. Vous venez de télécharger le meilleur petit livre du marché pour vous aider à bien manger, à acquérir les bonnes bactéries et à contrôler votre intestin.

Lorsque notre muqueuse intestinale est compromise, cela peut causer de nombreux problèmes de santé. Ces problèmes peuvent également vous empêcher de perdre du poids, de dormir et d'avoir de l'énergie. En téléchargeant ce livre, vous avez franchi la première étape pour être en meilleure santé, avec plus d'énergie et de sommeil que vous n'avez jamais eu. Essayez l'une de ces délicieuses recettes aujourd'hui et commencez à gagner les énormes récompenses que vous trouverez avec un intestin sain.

Il existe de nombreux livres sur ce sujet sur le marché, merci encore d'avoir choisi celui-ci! Tous les efforts ont été faits pour qu'il contienne autant d'informations utiles que possible, profitez-en!

Chapitre 1: Informations sur le régime intestinal

Comment notre instinct affecte-t-il notre mode de vie?

Les microbiomes sont un écosystème vivant de bactéries quivivent à l'intérieur de notre corps. Les microbiomes sont une partie importante de notre mode de vie sain. Il y a une grande quantité de flore, de bonnes bactéries, qui réside dans notre intestin. Ils résident également dans votre bouche, sur votre peau et dans diverses parties de votre corps. Ils vous procurent de nombreux avantages pour la santé. En ajoutant des probiotiques à vos microbiomes, vous pouvez avoir un intestin sain et un mode de vie sain.

Plusieurs façons dont les microbiomes soutiennent votre mode de vie se trouvent dans la liste ci-dessous.

- Soutenez votre système immunitaire
- Boostez vos sources d'énergie naturelles
- Maintenez votre poids idéal
- Dormez suffisamment
- Soutenez votre métabolisme
- Gagnez en clarté
- Éliminez l'intestin qui fuit
- Boostez votre humeur et améliorez votre sentiment de bien-être
- Éclaircissez votre peau et donnez un teint éclatant.
- vous donne un sourire radieux

Comment la malbouffe nuit-elle à notre intestin?

Ce n'est un secret pour personne que la malbouffe est mauvaise pour vous. En fait, il y a eu plusieurs études qui montrent comment la malbouffe affecte votre corps. Il peut potentiellement décimer vos microbes intestinaux. En tuant vos microbes intestinaux, vous pouvez causer plus de problèmes que vous ne le pensez. Avez-vous éprouvé des envies de malbouffe? Les gens ont souvent envie de malbouffe, même s'ils n'ont pas faim. La malbouffe a un moyen d'apprendre à votre intestin à communiquer à votre cerveau qu'il en a besoin pour fonctionner. Vous avez 10 billions de bactéries dans votre estomac, et chacune envoie des messages à d'autres parties de votre corps. Votre intestin parlera à votre cerveau, puis votre cerveau parlera à votre intestin. Il y a un dixième de vos terminaisons nerveuses qui est affecté à la tâche de rétrochannelage, ce qui vous aide à contrôler vos microbes dans l'intestin. La plupart des systèmes de votre corps fonctionnent sur pilote automatique et les signaux qui vous sont envoyés déclencheront certaines réponses. Votre microbiote a appris tout au long de vos habitudes alimentaires ce dont vous avez besoin. Cela peut être l'une des principales raisons pour lesquelles vous pouvez vous réveiller le matin en ayant envie d'un beignet. Les envies sont comme des mémos que votre intestin envoie à votre cerveau. Les microbes enverront un signal contenant une liste de sucres, de glucides et de graisses qu'ils aimeraient être nourris.

Shigella Flexnerian est un microbe qui envoie le signal d'une envie de sucre. Il devient virulent et commence à envoyer des signaux forts indiquant au corps de manger du sucre. Quand ils envoient ce signal, cela déclenche ce sentiment d'envie profondément enraciné que vous ressentez lorsque votre esprit vous dit que vous avez besoin de cette barre chocolatée. Vous ne vous rendrez pas compte que l'envie est déclenchée par ces microbes. Au lieu de cela, vous serez simplement assis là et voudrez soudainement une barre chocolatée.

Le sucre raffiné et les édulcorants sont un non majeur dans le monde de l'alimentation. Le sucre est connu pour nourrir la levure. Cela permet une surpopulation, et essentiellement un nombre supérieur de bactéries positives dans votre tube digestif. Il existe quelques conditions associées à la consommation de sucre. On sait que la petite prolifération bactérienne intestinale est liée à la consommation de sucre raffiné. Ces conditions peuvent favoriser la perméabilité intestinale. Les bonbons et les sucreries, ainsi que l'alcool et la farine blanche sont quelques-uns des exemples d'aliments qui épuisent les bactéries intestinales saines. Cependant, des édulcorants alternatifs tels que la stévia verte et le nectar de noix de coco peuvent être utilisés à la place du sucre et des édulcorants artificiels.

Bon nombre des conditions qui peuvent provenir du sucre et de la malbouffe sont énumérées ci-dessous.

- Maux de tête
- Dépression
- Acné
- Détresse dentaire
- Maladie cardiaque et accident vasculaire cérébral
- Essoufflement
- Gain de poids
- Hypertension artérielle
- Pics de sucre dans le sang
- Calories supplémentaires
- Résistant à l'insuline
- Ballonnements et poches

Pourquoi les antibiotiques éliminent-ils nos bonnes bactéries?

Non seulement il y a une utilisation accrue des antibiotiques dans les centres médicaux, mais il y a aussi une large utilisation d'antibiotiques dans notre alimentation. De nombreuses fermes utilisent des antibiotiques pour garder les animaux en bonne santé et renforcer leur système immunitaire. L'un des effets secondaires d'un antibiotique, malheureusement, est qu'au lieu de ne tuer que les mauvaises bactéries, ils tuent également les bonnes bactéries dans l'intestin. En réduisant les bactéries saines dans votre intestin, vous pouvez causer des fuites intestinales ainsi que d'autres problèmes de santé.

- Conduire à l'eczéma
- Affaiblir la fonction immunitaire
- Insomnie
- Déséquilibre hormonal
- Créer des troubles de l'humeur, c'est-à-dire de l'anxiété.

Clostridium difficile est l'une des bactéries les plus courantes pouvant contribuer au lien entre les professionnels de la santé et l'utilisation d'antibiotiques. Ce clostridium difficile est une infection qui colonise l'intestin et peut entraîner une maladie intestinale. Les taux de cette infection ont augmenté depuis le début de la surutilisation des antibiotiques. Étant donné que les antibiotiques tuent les bactéries positives dans nos intestins, nous n'avons aucun moyen de combattre les symptômes qui peuvent consister en une légère diarrhée et éventuellement des symptômes plus graves pouvant inclure des douleurs abdominales, de la fièvre et même dans les cas graves, la mort.

Comment notre intestin est-il responsable des allergies, des intolérances alimentaires et de l'obésité?

Lorsque nous remplissons nos intestins d'aliments auxquels nous sommes allergiques, nous pouvons provoquer des déséquilibres et une prise de poids. Les allergies contribuent à bon nombre des problèmes de santé diagnostiqués aujourd'hui. Les maladies inflammatoires, l'obésité, les fuites intestinales et de nombreuses autres conditions peuvent être le résultat d'une allergie alimentaire.

Alors, comment pouvons-nous contrer toutes ces conditions associées à la santé intestinale?

1. Commencez par éliminer les aliments de votre alimentation. Coupez le gluten, les œufs, les produits laitiers, le maïs, les arachides et la levure de votre alimentation.
2. Profitez d'une alimentation à base de plantes, d'aliments entiers et riches en fibres. Ceux-ci nourriront les bonnes bactéries qui tapissent l'estomac et fourniront les nutriments dont vous avez besoin pour des performances optimales.
3. Utilisez des probiotiques pour ajouter des bactéries saines dans votre intestin. Vous ne devez utiliser que ceux qui contiennent 10 milliards d'UFC d'espèces bifidobactériennes et lactobacilles. Prenez des probiotiques tous les jours pour stimuler les bactéries saines dans votre intestin.

Chapitre 2: Recettes de petit-déjeuner (8 recettes)

Pain grillé sucré et salé

Ingrédients:

- Graines de tournesol torréfiées Tamari (situées dans la section des desserts de ce livre)
- Pain germé, grillé
- Tranches de fraises ou fines tranches de pommes
- Beurre d'amande
- Compote de pommes

Méthode de préparation:

1. À l'aide de votre grille-pain, faites griller le pain et recouvrez-le de beurre d'amande et de compote de pommes.
2. Empilez les fraises et les pommes tranchées sur votre pain et saupoudrez-les de graines de tournesol.

Avoine coupée en acier avec graines de pavot au citron

Ingrédients

- Extrait de vanille (0,50 cuillère à thé)
- Avoine coupée en acier (1/2 tasse)
- Zeste de citron (1 cuillère à thé)
- Graines de pavot (1 cuillère à soupe)
- Eau (2 tasses)
- Sucre de coco (1 cuillère à soupe)
- Lait non laitier et amandes hachées pour servir

Méthode de préparation:

1. Dans une passoire fine, rincez l'avoine. Retirez tout excès d'eau et placez l'avoine dans Instant Pot.
2. Ajoutez de l'eau, remuez et verrouillez le couvercle. Assurez-vous qu'il est pointé en position de scellage. Utilisez le réglage manuel et réglez la minuterie sur 10 minutes. Utilisez la méthode de libération naturelle lorsque la minuterie émet un bip.
3. Relâchez toute pression, retirez le couvercle et ajoutez votre sucre de coco, le zeste de citron, les graines de pavot et la vanille. L'avoine sera aqueuse, mais elle l'absorbera une fois refroidie. Laisser refroidir complètement l'avoine et conserver au réfrigérateur.
4. Servez votre avoine tiède avec un peu de lait sans produits laitiers et des amandes hachées.

Céréales pour petit-déjeuner avec banane, myrtilles et noix

Ingrédients:

- Millet froid (0,50 tasse), cuit
- Quinoa froid (0,50 tasse), cuit
- Myrtilles (0,25 tasse)
- Banane (0,50), coupée en tranches
- Pomme (0,25), hachée
- Noix (2 cuillère à soupe), hachées
- Sirop d'érable (1 cuillère à soupe)
- Lait d'amande (1 tasse), frais

Méthode de préparation:

1. Mettez tous les ingrédients dans un bol et versez dessus le lait d'amande.

Tofu brouillé sur toast

Ingrédients

- tofu (1 bloc) ferme égoutté et pressé
- Épices (0,50 cuillère à thé)
- Oignon
- Ail
- Paprika fumé
- Poudre de curcuma
- Basilic séché
- Poivre noir
- Sel noir (0,75 cuillère à thé), "Kala Namak"

Méthode de préparation:

1. Rincez votre tofu puis éliminez toute l'humidité à l'aide d'une planche à découper et de plusieurs boîtes placées sur le dessus du tofu.
2. Pendant que vous attendez, ajoutez les épices dans le bol et remuez.
3. Une fois que l'humidité est partie, placez le tofu dans un bol d'épices et écrasez-le avec un presse-purée. Il ne devrait pas y avoir de gros morceaux.
4. Remuez pour mélanger le tout. Conservez toute la nuit dans un contenant hermétique au réfrigérateur.
5. Chauffez la poêle à feu moyen-doux. Placez le tofu et saisir pendant 5 minutes, en le retournant pendant la cuisson. Assurez-vous qu'il est entièrement chauffé.
6. Déposez sur des toasts germés avec des tomates et de la ciboulette. Vous pouvez utiliser n'importe quelle autre garniture à votre guise. L'avocat et les pousses seront un délicieux petit-déjeuner.

Graines de pavot au citron et muffins

Ingrédients:

- Compote de pommes (1,50 tasse), non sucrée
- Dattes (4 grosses), dénoyautées, trempées et bouillies 10 minutes
- Extrait de vanille (1 cuillère à soupe)
- Sel (0,25 cuillère à thé)
- Zeste de citron (1 cuillère à soupe)
- Sirop d'érable (0,25 tasse), 100% pur
- Lait (0,75 tasse), non sucré, non laitier
- Jus de citron (2 cuillère à soupe)

- Flocons d'avoine (2,25 tasses), réguliers
- Graines de pavot (2 cuillère à soupe)
- Poudre à pâte (1 cuillère à café)
- Bicarbonate de soude (1 cuillère à thé)

Méthode de préparation:

1. Préchauffez le four à 350 degrés Fahrenheit. Tapissez un moule à muffins.
2. Zestez le citron dans un bol. Mélangez le jus de citron et le lait non laitier dans le bol. Mélangez et placez sur le côté.
3. Mélangez le bicarbonate de soude, l'avoine, la poudre à pâte et le sel dans le mélangeur pendant environ 15 secondes. Cela devrait finir sous forme de poudre. Versez dans un bol à mélanger.
4. Égouttez l'eau des dattes et jetez-la. Mettez les dattes dans votre mélangeur et ajoutez le mélange lait / citron sans produits laitiers, le sirop d'érable, la compote de pommes et la vanille. Mélangez en douceur.
5. Versez le mélange dans le bol avec les ingrédients en poudre. Incorporer délicatement les graines de pavot et le zeste de citron. Faites attention de ne pas trop mélanger.
6. Répartir uniformément dans 12 muffins.
7. Cuire au four 30 minutes puis laisser refroidir.

Smoothie aux mûres et au curcuma

Ingrédients:

- Eau (1 tasse)
- Lait de soja (1 tasse), non sucré
- Avocat (0,25)
- Racine de curcuma (1 morceau de la taille d'un pouce), pas besoin de peler
- Banane (1 grosse), mûres ou plusieurs petites bananes mûres
- Mûres (1 tasse), congelées
- Bok Choy (2 tasses)
- Graines de chanvre (1 cuillère à soupe)

Méthode de préparation:

1. Mélangez tous les ingrédients jusqu'à ce qu'ils soient crémeux et lisses.

Muffins à la citrouille et aux épices

Ingrédients:

- Raisins secs (1/2 tasse)
- Extrait de vanille (1 cuillère à soupe)
- Purée de citrouille (1 tasse), 100% pure
- Dates (4 grandes) dénoyautées, eau chaude trempée 10 minutes
- Bicarbonate de soude (1 cuillère à thé)
- Lait (1 tasse), non laitier non sucré
- Eau de trempage aux dattes (2 cuillère à soupe)
- Pacanes (1/2 tasse), hachées

- Sirop d'érable (0,25 tasse), 100% pur
- Vinaigre de cidre de pomme (2 cuillère à soupe)
- Flocons d'avoine (2,50 tasses), réguliers
- Cannelle (2 cuillère à thé)
- Poudre à pâte (1 cuillère à café)
- Noix de muscade (0,50 cuillère à thé), moulue
- Clous de girofle (0,25 cuillère à café), moulus
- Beurre de graines de tournesol (2 cuillère à soupe)
- Sel (0,125 cuillère à thé)
- Gingembre (0,50 cuillère à thé), poudre

Méthode de préparation:

1. Préchauffez le four à 350 degrés Fahrenheit et tapissez votre moule à muffins.
2. Ajoutez le vinaigre de cidre de pomme et le lait non laitier dans un bol à mélanger. Mélangez et laissez reposer pour plus tard.
3. Mettez le bicarbonate de soude, l'avoine, le gingembre, la poudre à pâte, les clous de girofle moulus, la cannelle, la muscade moulue et le sel dans un mélangeur. Mélangez jusqu'à obtenir une poudre. Transférez dans un autre bol à mélanger.
4. Mettez 2 cuillères à soupe d'eau de trempage de dattes dans un mixeur et jetez le reste. Ajoutez les dattes, le mélange lait / vinaigre sans produits laitiers, le beurre de graines ou de noix, le sirop d'érable, la purée de citrouille et la vanille. Mélangez en douceur.
5. Versez le mélange liquide dans le bol avec les ingrédients secs, en les mélangeant doucement. Assurez-vous de ne pas trop mélanger. Incorporer les raisins secs et les pacanes hachées.

6. Répartir uniformément dans 12 moules à muffins, en remplissant jusqu'au dessus des moules.

7. Cuire au four de 18 à 20 minutes. Le cure-dent doit être propre lorsqu'il est retiré du centre du muffin.

Pâté aux champignons et noix - à base de plantes alimentaires entières

Auteur: Molly Patrick de sale fille de nourriture propre

Ingrédients:

- 4 gousses d'ail émincées
- 1 tasse d'oignon rouge 130g, haché
- 1/2 tasse de persil 16g, légèrement tassé
- 1 cuillère à café d'estragon séché
- 3/4 cuillère à café de sel de mer 5g
- 1 cuillère à café de gingembre pelé et râpé 6g
- 5 tours de poivre noir
- 2 tasses de champignons 170g, tranchés
- 2 cuillères à soupe d'eau 30 ml
- 2 tasses de noix 180g
- 1 cuillère à café de jus de citron 5 ml

Méthode de préparation:

1. Chauffez une poêle à feu moyen pendant environ une minute jusqu'à ce qu'elle soit chaude.

2. Ajoutez les oignons, l'ail, le gingembre, le persil, l'estragon, le sel de mer et le poivre noir et cuire 3 minutes en remuant fréquemment pour que les ingrédients ne

collent pas au fond de la casserole. S'ils commencent à coller, ajoutez juste un peu d'eau.

3. Ajoutez les champignons et 2 cuillères à soupe d'eau et cuire 4 minutes en remuant par intermittence.

4. Mélangez pendant environ 15 minutes les noix, le jus de citron et le mélange d'oignon / champignon dans un robot culinaire jusqu'à consistance lisse.

5. Arrêtez occasionnellement le traitement. Utilisez une spatule en caoutchouc pour abaisser tout pâté qui s'est accumulé sur le côté du robot culinaire.

6. Réfrigérez au moins une heure avant de servir. Servir avec des rondelles de concombre ou sur du pain germé grillé.

Chapitre 3: Recettes du déjeuner (8 recettes)

Salade aux agrumes

Ingrédients:

- Eau (1,75 tasse)
- Oignons verts (3), tranchés finement
- Sel (0,75 cuillère à thé)
- Couscous (1 tasse)
- Basilic (0,50 cuillère à thé), séché
- Blé de boulgour (0,50 tasse)
- Petits pois surgelés (1 tasse)
- Poivre noir
- Poivron rouge, coupé en cubes (1 tasse)
- Sel
- Menthe fraîche (3 cuillère à soupe), hachée finement
- Chili rouge (0,125 cuillère à thé), flocons séchés
- Persil, haché finement (0,25 tasse)
- Jus de citron (2 cuillère à soupe)
- Coriandre en poudre (0,125 cuillère à thé)
- Jus de citron vert (2 cuillère à thé)
- Thym (0,25 cuillère à thé), séché
- Zeste de lime (0,25 cuillère à thé)
- Ail (1 cuillère à thé), granulés

Méthode de préparation:

1. Faites bouillir de l'eau et du sel dans une casserole.
2. Retirez du feu et ajouter le boulgour et le couscous. Couvrir avec un couvercle et laisser reposer 20 minutes.

Placez les grains dans un bol et égouttez-les à l'aide d'une fourchette.

3. Placez le reste des ingrédients dans un bol et remuez doucement pour mélanger. Servez chaud ou à température ambiante.

Soupe aux carottes et au gingembre

Ingrédients:

- Sel (1 cuillère à thé)
- Lait de coco (1 boîte)
- Oignon rouge (1 tasse) haché
- Eau (3 tasses)
- Carottes (5 tasses), hachées
- Gousses d'ail (3), hachées
- Gingembre (2 cuillère à soupe), haché et pelé
- Poivre noir

Méthode de préparation:

1. Préparez votre oignon, l'ail, la carotte et le gingembre. Placez les légumes dans un bol et mettez-les de côté.
2. Utilisez une grande casserole et faites chauffer jusqu'à ce qu'elle soit chaude. Ajoutez les légumes et cuire 5 minutes. Remuez fréquemment. Rien ne doit coller au fond. Utilisez quelques cuillères à soupe d'eau pour éviter de coller. À feu moyen, chauffer une grande casserole pendant environ une minute jusqu'à ce qu'elle soit chaude. Ajoutez tous les légumes du bol et cuire 5 minutes en remuant fréquemment pour que rien ne colle au fond de la casserole.

3. Portez l'eau à ébullition puis baisser le feu. Laissez mijoter la casserole couverte pendant 20 minutes. Si le niveau d'eau est trop bas, ajoutez plus d'eau. Éteignez le feu et ajoutez du sel et du lait de coco.

4. La soupe doit refroidir pendant 10 minutes. Remuez fréquemment pour aider à le refroidir. Utilisez un bâtonnet mélangeur pour mélanger jusqu'à ce qu'il soit très crémeux. Assaisonner de poivre.

Soupe de navet au citron et aux lentilles

Ingrédients:

- céleri (1 tasse) haché
- oignon jaune (1 tasse) coupé en dés
- sel (1 cuillère à thé)
- basilic (2 cuillère à thé) séché
- aneth (0,50 cuillère à café) séché
- poudre de curcuma (1/2 cuillère à thé)
- navets (2 tasses) pelés en cubes
- épinards (2 tasses) hachés
- tomates (2 tasses) hachées
- carottes (1 tasse) hachées
- eau (5 tasses)
- feuille de laurier (1)
- lentilles (1,50 tasse) cuites
- jus de citron (1 cuillère à soupe)
- gousses d'ail (3), émincées
- zeste de citron (1 cuillère à thé)
- origan (1,50 cuillère à thé) séché
- le poivre noir (6) tourne

Méthode de préparation:

1. Chauffez la marmite à feu moyen pendant 2 minutes. Ajoutez les carottes, l'oignon, l'ail, le céleri et le sel. Cuire 5 minutes en remuant fréquemment. Si nécessaire, ajoutez de l'eau pour éviter de coller.
2. Ajoutez le basilic, l'aneth, l'origan et le curcuma. Poursuivez la cuisson pendant 30 secondes en remuant souvent.
3. Ajoutez les tomates, les navets, le laurier, les épinards et l'eau et continuer de remuer. Faire bouillir. Baissez le feu et couvrir partiellement la casserole avec un couvercle. Laissez mijoter environ 12 minutes. Ajouter les lentilles et laisser mijoter 10 minutes supplémentaires. Les navets doivent être tendres. Assurez-vous qu'ils ne cuisent pas trop.
4. Éteignez votre feu et mélangez la feuille de laurier. Remuez le zeste de citron, le jus de citron et le poivre.

Riz frit à l'ananas

Ingrédients:

- Poivron rouge (1 tasse), coupé en cubes
- Noix de cajou (0,50 tasse), hachées crues
- Oignon rouge (0,75 tasse), coupé en cubes
- Carotte (1 tasse), coupée en petits cubes et pelée
- Ananas (0,75 tasse), haché en cubes de 0,50 "
- Gousses d'ail (2), émincées
- Gingembre (2 cuillères à café), haché finement, râpé et pelé
- branche de céleri (1), coupée en cubes

- Poudre de curcuma (0,50 cuillère à thé)
- Coriandre en poudre (0,50 cuillère à thé)
- Flocons de piment rouge (0,25 cuillère à thé), séchés
- Riz brun (2 tasses), cuit
- Sauce soja / Tamari (2 cuillère à soupe), faible teneur en sodium
- Coco Aminos (2 cuillère à soupe)

Méthode de préparation:

1. À l'aide d'un wok, faites-le chauffer à feu moyen pendant 2 minutes. Maintenant, ajoutez les noix de cajou et faites-les rôtir pendant 3 minutes. Remuez-les pendant la cuisson. Ils doivent être légèrement dorés. Retirez-les et placez-les dans un bol sur le côté. Une fois refroidis, hachez-les. Servir avec du riz.
2. Ajoutez le poivron rouge, les oignons, la carotte et le céleri. Faites cuire 5 minutes. Ajouter les légumes et les ramollir, leur permettant d'avoir du croquant.
3. Ajoutez les flocons de piment rouge, le gingembre, l'ail, la poudre de curcuma et la poudre de coriandre. Cuire et remuer pendant 4 minutes. L'ananas devrait commencer à brunir.
4. Faites cuire votre riz, vos aminos de noix de coco et votre sauce soja. Cuire et remuer continuellement pendant 3 minutes. Augmentez le feu pendant 30 secondes.
5. Garnir de noix de cajou et déguster.

Nouilles de riz aux légumes et crevettes sautées

Ingrédients:

- Mélasse (2 cuillère à thé)
- Nouilles de riz (8 oz), sèches
- Champignons (1 tasse), tranchés
- Bouillon de légumes maison (1 tasse)
- Gousses de pois (1 tasse)
- Basilic (0,25 tasse), frais, haché
- Crevettes sauvages crues (1 lb) grosses, déveinées, pelées
- Gingembre (0,50 cuillère à thé), moulu
- Sel de mer (1,25 cuillère à thé), divisé
- Huile de sésame (1 cuillère à soupe)
- Poivre noir (0,25 cuillère à thé)
- Vinaigre de cidre de pomme (1 cuillère à soupe)
- Ghee (2 cuillère à soupe), divisé
- Carottes (1 tasse), râpées
- Graines de sésame (1 cuillère à soupe), grillées
- Oignons verts (2) petits, tranchés finement

Méthode de préparation:

1. Faites bouillir une casserole d'eau. Ajouter les nouilles de riz et retirer du feu une fois cuites. Laissez reposer pendant 5 minutes. Ils devraient être tendres. Égouttez, puis rincez les nouilles à l'eau froide. Mettre de côté.
2. Garnir de crevettes, 0,50 cuillère à café de sel de mer et 0,25 cuillère à café de poivre.
3. Chauffez 1 cuillère à soupe de ghee dans une poêle à feu moyen-vif. Faire sauter les crevettes dans la poêle. Une fois ferme et rose, retirer du feu - environ 5 à 10 minutes. Placez les crevettes sur une assiette.

4. Baissez le feu à feu moyen. Ajouter le reste 1 cuillère à soupe de ghee. Incorporer les carottes, les cosses de pois, les champignons et les oignons verts. Pendant 2 à 3 minutes, faire sauter jusqu'à tendreté.
5. Dans un bol, fouetter le bouillon de légumes, la mélasse, le vinaigre, le reste de 0,75 c. À thé de sel de mer, l'huile de sésame et le gingembre. Ajouter la sauce aux légumes dans la poêle. Incorporer les crevettes et les nouilles de riz. Continuez à cuire jusqu'à ce qu'il soit chaud.
6. Garnir de graines de sésame et de basilic. Servir chaud ou froid.

Sauté végétarien de 10 minutes

Ingrédients:

- Champignons (1 tasse), tranchés
- Céleri, (1 tasse), coupé en cubes
- Oignon, (1 tasse) tranché
- Sel de mer (0,25 cuillère à thé)
- Chou (2 tasses), tranché
- Poivre noir concassé (quelques tours)

Méthode de préparation:

1. Faites chauffer une poêle jusqu'à ce qu'elle soit chaude.
2. Ajoutez les oignons cuits pendant quelques minutes. Lorsque vos oignons commencent à coller à la poêle et deviennent brunâtres, ajoutez 2 cuillères à soupe d'eau. Remuez et continuez à cuire. Ajoutez 2 cuillères à soupe d'eau si elles commencent à coller et à dorer.
3. Faites cuire les oignons pendant 6 ou 7 minutes, ajoutez

de l'eau et remuez.

4. Ajoutez le chou, les champignons, le sel de mer, le céleri et le poivre noir en remuant.

5. Faites cuire pendant 4 ou 5 minutes de plus, en remuant souvent jusqu'à ce que les légumes soient comme vous l'aimez.

6. Peut être consommé seul, servi comme plat d'accompagnement ou dans un wrap ou un taco.

Salade de fenouil et lentilles de Dijon

Ingrédients:

- Avocat tranché, coupé en cubes
- Zeste de citron (0,50 cuillère à thé)
- Lentilles cuites (2,50 tasses)
- Poivre
- Sel
- Pistaches grillées
- Fenouil (0,50 tasse), tranché finement
- Menthe (0,25 tasse), fraîche et tranchée finement
- Jus d'orange (0,50 tasse), fraîchement pressé: 1 orange fera l'affaire
- Aminos de noix de coco (1 cuillère à soupe)
- moutarde de Dijon (0,50 cuillère à thé)
- Gousses d'ail (2) râpées et émincées

Méthode de préparation:

1. Une tasse de lentilles séchées donne 2,50 tasses de lentilles cuites.

2. Rincez les lentilles séchées puis égouttez. Placez-les dans

une casserole avec 2 tasses d'eau.

3. Faites bouillir les lentilles et baissez le feu pour laisser mijoter.

4. Retirez le couvercle et laissez mijoter pendant 30 à 37 minutes, sinon les lentilles sont molles et toute l'eau est absorbée.

5. Mélangez les lentilles cuites avec le fenouil, le zeste de citron, l'ail, le jus d'orange, la menthe, la moutarde de Dijon et les aminos de noix de coco.

6. Garnir d'avocat coupé en cubes / en tranches et de pistaches hachées avant de servir.

Soupe nourrissante au bouillon d'os au poulet et zoodle

Ingrédients pour le bouillon d'os:

- Gousse d'ail (6)
- Poulet biologique, entier
- Racine de gingembre (1 pouce)
- Oignon (1)

Ingrédients pour la soupe:

- Bouillon de poulet (4 à 6 tasses) bio
- Huile de coco (2 cuillères à soupe)
- Oignons (1 à 2 tasses), hachés
- Carottes (1 à 2 tasses), hachées
- Courgettes (3 à 4), petites à moyennes
- Poulet biologique (2 tasses), râpé
- Gousse d'ail (2 à 3), écrasée ou émincée
- Sel de mer himalayen

Méthode de préparation:

Bouillon d'os:

1. Rincez le poulet et placez-le dans la casserole.
2. Remplissez le pot d'eau à près de 75%. Ajoutez vos légumes et fines herbes.
3. Cuire à feu moyen-vif jusqu'à ce que le mélange bouillonne. Baisser le feu et laisser mijoter à couvert pendant 8 heures à 48 heures.
4. Laissez refroidir. À l'aide d'une passoire, versez le bouillon dans un bocal Mason et conservez-le au réfrigérateur.

Soupe:

1. Faire sauter les oignons avec les carottes dans l'huile de coco. Les oignons doivent être tendres.
2. Ajoutez le bouillon d'os en vous assurant qu'il est bouillant.
3. Transformez les courgettes en nouilles. Coupez les courgettes en lanières, comme les nouilles ordinaires de votre choix. À l'aide d'une trancheuse julienne.
4. Incorporez les courgettes après que les carottes soient tendres. Ensuite, laissez mijoter avec ou sans couvercle. Ils devraient sortir tendre. Le temps varie en fonction de la taille des "nouilles" aux courgettes.
5. Incorporez le poulet haché et l'ail. Faire bouillir puis éteindre le feu. Couvrir et laisser reposer pendant 5 à 10 minutes.

Chapitre 4: Recettes du dîner (8 recettes)

Mahi-Mahi aux échalotes, citron vert et légumes

Ingrédients:

- Mahi-mahi (2 filets de 6 onces), larges (environ 1 pouce d'épaisseur)
- Sel de mer (0,50 cuillère à café)
- Citron vert (1 cuillère à soupe), jus de fruits frais
- Poivre noir (0,25 cuillère à thé)
- Huile de coco (1 cuillère à soupe)
- Citron vert (1 cuillère à thé), zeste râpé
- Thym (1 cuillère à soupe), émincé frais
- Échalote (1), émincée
- Persil (1 cuillère à soupe), haché frais
- Carottes (0,50 tasse), coupées en julienne
- Pois mange-tout (0,50 tasse), coupés en julienne
- Courgettes (0,50 tasse), coupées en julienne
- Citron vert (4), tranches fines

Méthode de préparation:

1. Chauffez le four à 400 degrés Fahrenheit.
2. Coupez deux morceaux de parchemin de 15 x 24 pouces et faites des cœurs symétriques.
3. Mélangez l'huile de noix de coco, le persil, le jus de lime, le zeste de lime et le thym dans un bol. Remuer pour mélanger.
4. Superposez chaque filet avec la moitié du mélange d'huile de coco. Répartir uniformément les pois mange-tout,

l'échalote, les carottes et les courgettes entre les filets. Garnir de 2 tranches de citron vert.

5. En commençant par le haut du cœur, pliez la moitié du cœur sur l'autre, en couvrant entièrement le poisson. Sceller les bords avec des plis étroits. Tournez l'extrémité pour sécuriser.

6. Placez les paquets de parchemin sur une plaque de cuisson. Cuire au four pendant 15 minutes. Transférez dans des assiettes, couper du papier sulfurisé et servir.

Poulet Piccata

Ingrédients:

- Filets de poulet (1 livre), nettoyés, sans antibiotiques et fermiers
- Farine de riz (0,333 tasse), brune
- Sel (0,50 cuillère à thé)
- Poivre noir (0,25 cuillère à thé)
- Ghee (0,25 tasse), biologique
- Échalotes (2), hachées
- Citron (3 cuillère à soupe), jus de fruits frais
- Câpres (2 cuillère soupe)
- Bouillon de poulet (0,75 tasse)
- Pour garnir: torsades de citron

Méthode de préparation:

1. Placez les filets de poulet au milieu de deux feuilles de papier sulfurisé en une seule couche. Pilez jusqu'à environ 0,25 pouce d'épaisseur.

2. Mélangez la farine de riz, le poivre et le sel dans un bol.

3. Trempez les filets de poulet dans le mélange de farine, en enrobant uniformément chaque côté.
4. Chauffez le ghee dans une poêle à température moyenne pendant 2 à 3 min.
5. Augmentez le feu à moyen-vif et placer 0,50% des morceaux de poulet en une seule couche; ne vous précipitez pas. Cuire de 4 à 5 minutes de chaque côté, jusqu'à ce que le poulet soit légèrement doré; retirer puis réserver. Faites cuire les morceaux de poulet restants de la même manière. Retirez-les et placez-les sur le côté avec votre premier lot.
6. Ajoutez les échalotes à la poêle et faire sauter pendant 2 minutes.
7. Ajoutez le bouillon de poulet, le jus de citron, les câpres et les morceaux de poulet dans la poêle. Laissez mijoter 5 minutes jusqu'à ce que la sauce épaississe.
8. Transférez le poulet piccata dans un plat et garnir de torsades de citron. Servir.

Burger aux superaliments probiotiques

Ingrédients:

- Bœuf haché (1,25 livre), nourri à l'herbe
- Moutarde (0,25 tasse), biologique
- Choucroute (0,50 tasse), égouttée et biologique
- Tête de laitue (0,50), bio
- Cresson (0,50 tasse)
- Oignon (0,50) blanc biologique, tranché
- Sel de mer himalayen

Méthode de préparation

1. Chauffez le gril à feu moyen-vif. Faites quatre galettes de ¾ de pouce d'épaisseur à partir de bœuf haché. Assaisonnez les galettes de sel.
2. Faites cuire les galettes jusqu'à ce qu'elles soient prêtes.
3. Utilisez les feuilles de laitue comme «pains à sandwich». Placez les hamburgers, le cresson, l'oignon, la choucroute et la moutarde dans les petits pains.

Tofu au chili et à la lime

Ingrédients:

- Tofu (1 paquet) extra ferme, emballé dans l'eau
- Jus de citron vert (0,25 tasse)
- Piment rouge en poudre (2 cuillère à thé)
- Poudre de paprika fumé (2 cuillère à thé)
- Sel (0,75 cuillère à café)
- Le poivre noir (6) tourne

Méthode de préparation:

1. Sortez le tofu de l'emballage et rincez-le à l'eau. Ensuite, pressez tout le liquide supplémentaire du tofu.
2. Chauffez le four à 375 degrés Fahrenheit.
3. Placez le tofu sur une planche à découper. Coupez des cubes de 1 pouce et placez-les dans un bol à mélanger. Ajoutez la poudre de chili, le paprika fumé, le sel, le jus de lime et le poivre dans le bol en remuant doucement. Utilisez une spatule flexible pour enrober le tofu.
4. Tapissez une plaque de cuisson avec un tapis de cuisson

en silicone ou du papier sulfurisé. Placez le tofu en une seule couche sur la feuille. Cuire au four pendant 15 minutes. Retournez et cuire l'autre côté pendant 15 à 20 minutes supplémentaires jusqu'à ce que le tofu soit croustillant sur les bords. Assurez-vous que votre tofu est doré.

Soupe apaisante aux haricots mungo au curcuma

Ingrédients:

- Ingrédients du pot instantané
- Oignon rouge (0,25 tasse), haché
- gousses d'ail (2 grosses), émincées
- Gingembre (1 cuillère à soupe), pelé, haché finement
- Oignon vert (0,25 tasse), tranché
- Tomate (1), hachée moyenne
- Tiges de céleri (2), hachées
- Poireaux (3) petits ou poireaux (1) gros
- Carotte (1), gros hachée
- Chou rouge (2 tasses), haché
- Haricots mungo (0,50 tasse), entiers, verts séchés, rincés
- Curcuma en poudre (1 cuillère à thé)
- Sel (0,50 cuillère à thé)
- Eau (3 tasses)
- Persil (0,25 tasse), haché frais
- Vinaigre de prune (2 cuillères à café)

Méthode de préparation:

Instructions pour le pot instantané

1. Lorsque tout est prêt, appuyez sur Sauté sur Instant Pot et laissez chauffer la casserole intérieure pendant 2

minutes. Ajouter le gingembre, l'ail, les poireaux, l'oignon vert, le chou rouge, l'oignon, la tomate, les haricots mungo, le céleri, la carotte, le curcuma et le sel.

2. Faire sauter pendant 5 minutes, en remuant fréquemment. Si les choses commencent à coller au fond du pot, ajoutez un peu d'eau. Éteignez le pot et ajoutez de l'eau. Remuez encore une fois. Verrouillez votre couvercle en place, en vous assurant que la buse est en position d'étanchéité.

3. Réglez la minuterie sur 15 minutes à l'aide du manuel. Lorsque la minuterie se déclenche, utilisez la méthode de libération naturelle. Assurez-vous que toute la pression est relâchée. Lorsque toute la pression est sortie du pot, retirez le couvercle et ajoutez le persil et le vinaigre de prune.

Haricots verts balsamiques aux champignons et noix de coco

Ingrédients:

- vinaigre balsamique (1 cuillère à soupe)
- Haricots verts (3 tasses), coupés en deux
- Sauce soja (2 cuillère à thé)
- Poivre blanc
- Champignons (3 tasses), tranchés
- gousses d'ail (8), émincées
- Sel

Méthode de préparation:

1. Chauffez une poêle ou un wok à feu moyen pendant 2 minutes jusqu'à ce qu'il soit chaud. Ajoutez les haricots

verts et cuire 4 minutes.

2. Mettre les champignons, la sauce soja et l'ail dans un wok et cuire 5 minutes.

3. Cuire ensuite au vinaigre balsamique pendant 3 minutes supplémentaires. Remuez de temps en temps pour que les ingrédients soient bien mélangés et que le vinaigre recouvre les haricots.

4. Ensuite, utilisez du sel et du poivre blanc pour le goût.

Pain de viande vegan

Ingrédients:

sauce

- Pâte de tomate (0,333 tasse)
- Sirop d'érable (2 cuillère à soupe), 100% pur
- Moutarde (2 cuillère à soupe), jaune
- Eau (2 cuillère à soupe)
- Oignon en poudre (0,50 cuillère à thé)
- Paprika fumé (0,50 cuillère à thé)
- Pain
- Eau (1 tasse)
- Avoine coupée en acier (0,50 tasse) non cuite, rincée, égouttée
- Sauce Worcestershire (2 cuillère à soupe), végétalienne
- Pâte de tomate (2 cuillère à soupe)
- Pain aux grains germés (5), tranché et grillé
- Champignons (4 tasses), tranchés
- Haricots pinto (0,50 boîte), bien égouttés et rincés
- Pacanes (0,75 tasse), hachées
- Oignon (0,50 tasse), coupé en cubes jaunes

- Graines de lin (1 cuillère à soupe), moulues
- Paprika (0,50 cuillère à soupe), fumé
- Ail (2 cuillère à thé), granulés
- Sel (1,50 cuillère à thé)
- Poivre noir concassé (10), tourne
- Lait (0,25 tasse), non laitier non sucré

Méthode de préparation:

1. Chauffez le four à 350 degrés. Coupez un morceau de parchemin pour le fond ainsi que sur les côtés d'un moule à pain de 5 "x 9".
2. Placez tous les ingrédients de la sauce dans un bol et fouettez doucement. Mettre de côté.
3. Dans une casserole, combinez l'avoine coupée en acier, la sauce Worcestershire, l'eau et la pâte de tomate. Faire bouillir. Réduire le feu à doux et couvrir la casserole avec un couvercle. Laisser mijoter à feu doux pendant 15 minutes. Remuez de temps en temps. Assurez-vous que cela ne colle pas. Après 15 minutes, retirez le couvercle et laissez refroidir.
4. Faire griller le pain, le déchirer en morceaux et le placer dans un robot culinaire. Commencez à transformer en miettes molles. Transférer les miettes dans le bol de mixage.
5. Dans un robot culinaire vide, placer les haricots pinto, les champignons, l'oignon, les pacanes, le paprika fumé, les graines de lin moulues, le sel, les granules d'ail et le poivre, puis mélanger pendant 10 secondes. Tout doit être coupé en morceaux mais pas en purée. Arrêtez-vous pendant ce temps pour racler les aliments sur les côtés du robot, puis poursuivez le traitement.
6. Mélangez dans le bol à mélanger avec de la chapelure, le

lait non laitier avec le mélange d'avoine coupée en acier.
Mélangez et combinez bien le tout.

7. Versez le mélange entier dans un moule à pain tapissé et
   tapotez avec des cuillères. Répartissez uniformément la
   sauce préparée plus tôt sur tout le pain. Cuire au four
   pendant 65 minutes.

8. Laissez refroidir pendant 15 minutes. Une fois refroidi,
   sortez le pain de viande de la poêle par le papier sulfurisé
   et posez-le sur une planche à découper. Laisser refroidir
   10 minutes de plus. Continuez à couper le pain de viande
   en tranches.

Chapitre 5: Recettes de desserts (8 recettes)

Graines de tournesol torréfiées Tamari

Ingrédients:

- Graines de tournesol (1 tasse), crues
- Tamari (2 cuillère à thé), faible teneur en sodium

Méthode de préparation

1. Chauffez la poêle à feu moyen-doux pendant 2 minutes
2. Placez les graines de tournesol dans une poêle en les étalant en une seule couche. Faites cuire 5 minutes. Remuez souvent.
3. Versez uniformément votre sauce soja sur les graines. Remuez et cuire 2 minutes supplémentaires. Une partie de la sauce soya peut coller à la poêle. C'est pas grave, continuez simplement à remuer les graines.
4. Éteignez le feu, transférez les graines dans une assiette et laissez-les refroidir. Conservez dans un bocal en verre au réfrigérateur jusqu'au moment de l'utilisation.

Pouding au chocolat et au beurre d'amande

Ingrédients:

- Graines de chia (0,50 tasse)
- Dattes (5), grosses dénoyautées et trempées 10 min dans l'eau bouillante
- Sirop d'érable (3 cuillère à soupe), 100% pur
- Lait (1,75 tasse), non sucré, non laitier
- Beurre d'amande (2 cuillère à soupe)

- Poudre de cacao (1,50 cuillère à soupe)
- Tranches de fraises fraîches, amandes hachées grillées et noix de coco grillée pour la garniture.

Méthode de préparation:

1. Retirez les noyaux des dattes et placez les dattes dans un bol résistant à la chaleur. Versez dessus de l'eau bouillante et mettez-les de côté pendant 10 minutes.
2. Placez le lait sans produits laitiers dans un mélangeur avec le beurre d'amande, la poudre de cacao et le sirop d'érable. Mettez de côté pour plus tard.
3. Lorsque les dattes ont fini de tremper, jetez l'eau de trempage et ajoutez les dattes au mélangeur. Mélangez pour une texture et une douceur super crémeuses.
4. Transférez le mélange mélangé dans un bol et les graines de chia. Fouettez bien et laissez reposer 10 minutes.
5. Après 10 minutes, fouettez, de sorte qu'aucun grumeau de graines de chia ne soit présent. Transférez dans un récipient en verre avec un couvercle. Conservez au réfrigérateur pendant la nuit ou au moins 4 heures.
6. Placez la noix de coco grillée, les tranches de fraise et les amandes hachées grillées sur le dessus pour servir.

Smoothie au chocolat et aux cerises

Ingrédients:

- Lait (2 tasses), non laitier et non sucré
- Cerises (1,50 tasse), congelées
- Kale (1 tasse), emballé
- Bananes (2), très mûres congelées sans pelure
- Cacao en poudre (2 cuillère à soupe)
- Lin (1 cuillère à soupe), moulu
- Extrait d'amande (1 cuillère à thé)

Méthode de préparation:

1. Mettez tous les ingrédients dans un mélangeur puis mélangez pour une texture super crémeuse et lisse.

Maïs soufflé pour un intestin sain

Ingrédients:

- Ail (0,25 cuillère à thé), granulés ou poudre
- Levure (0,25 tasse), nutritionnelle
- Aminos liquides Braggs dans un vaporisateur
- Grains de maïs soufflé (0,50 tasse), non éclatés
- Paprika (0,25 cuillère à thé), fumé
- Noix (1 cuillère à soupe), crues

Méthode de préparation:

1. Mettez la levure nutritionnelle, les granules d'ail, les noix et le paprika fumé dans votre mixeur. Ensuite, mélangez une fois jusqu'à ce que les morceaux de noix soient

mélangés. Transférez dans un bol et réserver pour plus tard.

2. Pop vos grains de pop-corn dans un Popper à air chaud puis placez votre pop-corn dans un bol à mélanger.

3. Vaporisez vos acides aminés liquides sur votre pop-corn en repliant le pop-corn avec vos mains. Cela aide le pop-corn à s'enrober. Vous voudrez peut-être séparer les bols à mélanger si le bol est trop petit. Obtenez votre pop-corn bien enrobé pour permettre à l'assaisonnement de coller.

4. Saupoudrez de maïs soufflé avec le mélange d'assaisonnement mis de côté. Mélangez doucement jusqu'à ce qu'il soit uniformément mélangé.

Jus de céleri rajeunissant

Ingrédients:

- céleri (1 à 2), grappes bio

Méthode de préparation:

1. À l'aide d'un presse-agrumes, extrayez le jus de votre céleri. À boire comme collation, petit-déjeuner préféré ou jus de fruits.

Thé au gingembre et à l'orme rouge

Ingrédients:

- Racine de gingembre (1 cuillère à thé), fraîche
- Poudre d'orme (1 cuillère à thé), glissante
- Eau (2 tasses), purifiée

Méthode de préparation:

1. Râpez la racine de gingembre frais dans votre théière.
2. Dans la casserole, versez 2 tasses d'eau et laissez bouillir.
3. Égouttez le gingembre de la tasse.
4. Incorporez la poudre d'orme glissante et la laisser se dissoudre.

Smoothie pour la guérison intestinale

Ingrédients:

- Lait d'amande (1 tasse), nature
- Collagène en poudre (2 cuillère à soupe), nourri à l'herbe
- Huile de coco (1 cuillère à soupe), extra vierge
- Poudre probiotique (0,50 cuillère à thé)
- Réglisse déglycyrrhizinée (1 cuillère à thé)
- Carnosine de zinc (1 cuillère à thé)
- Poudre de L-glutamine (1 cuillère à soupe)
- Chou frisé (2 tasses) haché
- Baies biologiques (0,50 tasse), congelées

Méthode de préparation:

1. Combinez tous vos ingrédients dans votre mélangeur.
2. Mélangez jusqu'à consistance lisse.

3. Boire et savourer.

Lait de curcuma anti-inflammatoire

Ingrédients:

- Gingembre en poudre (0,25 cuillère à thé)
- Miel (1 cuillère à thé) cru
- Lait de coco (2 tasses) nature
- Une pincée de poivre noir
- Curcuma (2 cuillère à thé)
- Cannelle (0,50 cuillère à thé)

Méthode de préparation:

1. Mélangez tous vos ingrédients dans le mélangeur.
2. Versez les ingrédients mélangés dans une casserole et faites chauffer pendant 3 à 5 minutes à feu moyen. Cela devrait être chaud une fois terminé.

Conclusion

Merci de vous être rendu jusqu'à la fin de *Le régime intestinal complet*. Espérons qu'il a été instructif et capable de vous fournir tous les outils dont vous avez besoin pour atteindre vos objectifs quels qu'ils soient.

Comme pour tous les livres de régime, il y a un peu d'informations pour vous aider à comprendre comment cela peut améliorer votre mode de vie ainsi que des informations sur les raisons pour lesquelles c'est le meilleur régime pour vous. Il existe un million et un régime alimentaire dans le monde et savoir lequel vous convient peut être assez difficile. Mais sachez que savoir ce que vous essayez d'accomplir jouera un rôle plus important dans le régime alimentaire que vous devez utiliser. Si vous souffrez de fuites intestinales ou d'autres troubles intestinaux, ce livre peut être un point de départ où vous pouvez définir votre style de vie et vos habitudes alimentaires. J'espère que vous trouverez chaque recette délicieuse et agréable à réaliser.

9 798557 445904